BEI GRIN MACHT SICH IHR WISSEN BEZAHLT

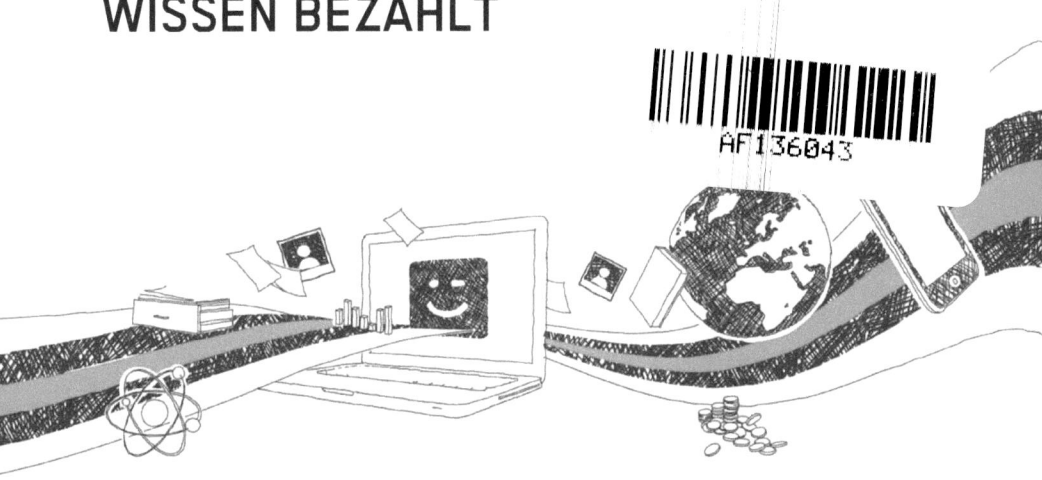

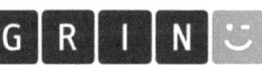

- Wir veröffentlichen Ihre Hausarbeit,
  Bachelor- und Masterarbeit

- Ihr eigenes eBook und Buch -
  weltweit in allen wichtigen Shops

- Verdienen Sie an jedem Verkauf

Jetzt bei www.GRIN.com hochladen und kostenlos publizieren

Corinna Schneider

Gesundheitspolitik im internationalen Vergleich: Deutschland, Österreich und England

GRIN Verlag

Bibliografische Information der Deutschen Nationalbibliothek:

Die Deutsche Bibliothek verzeichnet diese Publikation in der Deutschen National-
bibliografie; detaillierte bibliografische Daten sind im Internet über http://dnb.d-
nb.de/ abrufbar.

Impressum:

Copyright © 2014 GRIN Verlag GmbH
Druck und Bindung: Books on Demand GmbH, Norderstedt Germany
ISBN: 978-3-656-84922-3

Dieses Buch bei GRIN:

http://www.grin.com/de/e-book/284685/gesundheitspolitik-im-internationalen-
vergleich-deutschland-oesterreich

GRIN - Your knowledge has value

Der GRIN Verlag publiziert seit 1998 wissenschaftliche Arbeiten von Studenten, Hochschullehrern und anderen Akademikern als eBook und gedrucktes Buch. Die Verlagswebsite www.grin.com ist die ideale Plattform zur Veröffentlichung von Hausarbeiten, Abschlussarbeiten, wissenschaftlichen Aufsätzen, Dissertationen und Fachbüchern.

Besuchen Sie uns im Internet:

http://www.grin.com/

http://www.facebook.com/grincom

http://www.twitter.com/grin_com

Universität Siegen
Fakultät II Bildung-Architektur-Künste
Seminar: Gesundheitspolitik im internationalen Vergleich
SoSe 2014

Gesundheitspolitik im internationalen Vergleich

Warum haben sich die Gesundheitsziele in
Deutschland und Österreich spät entwickelt und wo
liegen ihre Schwerpunkte?

Abkürzungsverzeichnis

e.V.	eingetragener Verein
OECD-Staaten	Organisation für wirtschaftliche Zusammenarbeit und Entwicklung oder Organisation for Economic Cooperation and Development
WHO	Weltgesundheitsorganisation
u.a.	unter anderem
usw.	und so weiter
u.v.m	und vieles mehr
vgl.	vergleiche

Inhaltsverzeichnis

1. Einleitung

„Gesundheitsförderung zielt auf einen Prozeß [sic], allen Menschen ein höheres Maß an Selbstbestimmung über ihre Gesundheit zu ermöglichen und sie damit zur Stärkung ihrer Gesundheit zu befähigen" (WHO, 1986, S. 1). Sie ist wichtig, um ein umfassendes körperliches, seelisches und soziales Wohlbefinden zu erlangen, einzelne Wünsche und Hoffnungen eines Individuums oder einer Gruppe wahrzunehmen und zu verwirklichen. Daher liegt die Gesundheitsförderung nicht nur im Zuständigkeitsbereich des Gesundheitssektors, sondern auch bei den Politikbereichen, die die Förderung von einem umfassenden Wohlbefinden zum Ziel haben (vgl. WHO, 1986). Ein guter Gesundheitszustand ist eine wesentliche Bedingung für die soziale, ökonomische und persönliche Entwicklung und ein entscheidender Bestandteil der Lebensqualität. Politische, ökonomische, soziale, kulturelle, biologische sowie Umwelt- und Verhaltensfaktoren können alle entweder der Gesundheit zuträglich sein oder auch sie schädigen" (WHO, 1986, S. 2). Daher sind für die Gesundheit des Individuums Frieden, angemessene Wohnbedingungen, Bildung, Ernährung, Einkommen, ein stabiles Öko-System, eine sorgfältige Verwendung vorhandener Naturressourcen, soziale Gerechtigkeit und Chancengleichheit notwendige Bedingungen (vgl. WHO, 1986). Des Weiteren ist die Gesundheitsförderung auf eine Verringerung von bestehenden sozialen Unterschieden des Gesundheitszustandes bedacht. Daher ist es wichtig, dass die Bürger verschiedene Einflussfaktoren, wie zum Beispiel den Bildungsstand, soziale Herkunft, Ernährung etc., kennen, um überhaupt auf diese Faktoren Einfluss nehmen zu können. „Gesundheit entsteht dadurch, dass man für sich und für andere sorgt, dass man in der Lage ist, selber Entscheidungen zu fällen und Kontrolle über die eigenen Lebensumstände auszuüben, sowie dadurch, dass die Gesellschaft, in der man lebt, Bedingungen herstellt, die allen ihren Bürgern Gesundheit ermöglichen" (WHO, 1986, S. 5). Aus diesem Grund hat die Weltgesundheitsbehörde am 21.11.1986 in Ottawa eine internationale Konferenz zur Gesundheitsförderung einberufen. Bei der Konferenz wurden erstmalig 38 globale Gesundheitsziele entwickelt. Das Gesundheitszielprogramm basiert auf der Grundlage der Alma-Ata und lautet: Gesundheit für alle bis zum Jahr 2000. Des Weiteren wurden Indikatoren definiert, wodurch eine regelmäßige Berichterstattung vieler Bürger der

Länder an die WHO ermöglicht wird (vgl. Wismar, 2003). Das Gesundheitsprogramm ist heute überarbeitet und trägt den Namen: Gesundheit 21. Es werden in der Ottawa-Charta der WHO fünf Handlungsfelder formuliert: Die Entwicklung einer gesundheitsfördernden Gesamtpolitik, die Schaffung von gesundheitsfördernden Lebenswelten, die Stärkung gesundheitsbezogener Aktivitäten in den Gemeinden, die Entwicklung persönlicher Kompetenzen und die Neuorientierung der Gesundheitsdienste (vgl. Rosenbrock, 2014). 2011 wurden in Österreich zehn Gesundheitsziele verabschiedet, die für die nächsten zwanzig Jahre gültig sein werden. Auch in Deutschland wurde nach Verabschiedung der Gesundheitsziele von der WHO an einer Erarbeitung von Gesundheitszielen hervorheben, die seit kurzer Zeit umgesetzt werden. Im internationalen Vergleich fällt dabei auf, dass Deutschland und Österreich am längsten für die Erarbeitung und Umsetzung der Gesundheitsziele nach WHO-Vorbild brauchen. Es stellt sich so die Frage, wieso der Aufbau von Gesundheitszielen in den Ländern Österreich und Deutschland eine so lange Anlaufphase benötigt hat. Die vorliegende Arbeit hat es sich demzufolge als Ziel gesetzt, die Gesundheitsziele von Deutschland und Österreich näher zu erläutern und Erklärungsansätze für die späte Entwicklung zu liefern. Dazu wird zunächst der Begriff der Gesundheitsziele in Kapitel 2 definiert, um dann auf die historische Entwicklung der Gesundheitsziele (Kapitel 3) und deren Schwerpunkte (Kapitel 4) in Deutschland und Österreich näher einzugehen. Dabei wird nicht explizit und detailliert auf alle Gesundheitsziele eingegangen, weil es die vorgegebenen Rahmenbedingungen überschreiten würde. In Kapitel 5 werden schließlich Erklärungen für die späte Entwicklung erörtert. Am Beispiel Englands soll aufgezeigt werden, wie eine zügige Entwicklung und Umsetzung erfolgreich vonstatten gehen kann (Kapitel 6.) Die Ergebnisse werden abschließend in einem Fazit zusammengefasst.

2.   Definition des Begriffs Gesundheitsziele

Bevor die Gesundheitsziele Deutschlands und Österreichs näher erörtert werden, soll zunächst der Begriff Gesundheitsziele eindeutig definiert und näher erläutert werden. Der Gesellschaft für Versicherungswissenschaft folgend, versteht diese Arbeit unter Gesundheitszielen […] „Gesundheitsziele sind Vereinbarungen der verantwortlichen Akteure im Gesundheitssystem, in deren Mittelpunkt als übergeordnetes Ziel die

Gesundheit der Bevölkerung steht" (Gesellschaft für Versicherungswissenschaft, 2014).
Unter den Akteuren wird auf der Makroebene die staatliche Stelle des Bundesministeriums
für Gesundheit, auf der Mesoebene die kassenärztliche Bundesvereinigung und auf der
Mikroebene die Leistungserbringer, Versicherte und Patienten u.s.w. verstanden. Die
ersten Schritte in Richtung Gesundheitsziele wurden von der Weltgesundheitsorganisation
1985 bestritten. Gesundheitsziele werden hier als ein vermittelndes Element zwischen
Gesundheitspolitik und Gesundheitsberichterstattung verstanden. Gesundheitsziele sollen
u.a. Leitlinien der Politik konkretisieren, Anleitung für das Handeln darstellen, hinreichend
genau formuliert sein, kontrollierbar sein und kontrolliert werden (vgl. Rosenbrock, 2014).
„Das normative Ziel von Gesundheitspolitik ist die Verbesserung der gesundheitlichen
Lage der Bevölkerung durch die Vermeidung von Krankheit und vorzeitigem Tod sowie
durch die Vermeidung oder Verringerung krankheitsbedingter Einschränkungen der
Lebensqualität und des vorzeitigen Todes" (Rosenbrock, 2014, S. 15). Daher soll die
Gesundheit der Bürger so weit wie möglich erhalten und einer Verschlechterung
entgegengewirkt werden (vgl. Rosenbrock, 2014). „Gesundheitspolitik findet demnach
überall dort statt, wo durch die Gestaltung von Verhältnissen, Verhaltensbedingungen oder
Verhaltensanreizen die Wahrscheinlichkeit der Krankheitsentstehung sowie der Verlauf
von und der Umgang mit Erkrankungen-positiv oder negativ- beeinflusst werden"
(Rosenbrock, 2014, S. 15).
Die Funktion der Gesundheitsziele umfasst u.a. die Verbesserung der Gesundheit für die
Bürger/innen, eine höhere politische Effizienz im Sinne einer besseren Steuerbarkeit des
Gesundheitswesen und einer Verbesserung der Ressourcenallokation im
Gesundheitswesen. Die Ziele werden von staatlichen Institutionen, Kostenträgern,
Leistungserbringern und der Regierung bzw. der Gesundheitsministerien festgelegt (vgl.
Wisma, 2003). Gesundheitsziele sind bereits in zahlreichen OECD- Staaten und Regionen
als gesundheitspolitisches Instrument etabliert. Jedoch unterscheiden sich die
Gesundheitszielprogramme hinsichtlich ihrer Intention, Ambitionen und thematischen
Schwerpunktsetzungen (vgl. Wismar, 2003).

3.   Historische Entwicklung von Gesundheitszielen in Deutschland

Betrachtet man vor diesem Hintergrund den Umgang mit Gesundheitszielen in Deutschland, so fällt auf, dass Deutschland nicht nur in der Gesundheitsberichterstattung, sondern auch bei der Formulierung und Anwendung von Gesundheitszielen als Instrument der Steuerung des gesundheitspolitischen Handelns im internationalen Vergleich einen erheblichen Rückstand aufweist, da sie in der deutschen Gesundheitspolitik eine untergeordnete Rolle spielen (vgl. Rosenbrock, 2014). Auf der Bundesebene gibt es keine übergreifenden Gesundheitsziele für die Gesamtrepublik. Jedoch lassen sich in den einzelnen Bundesländern konkrete Ziele für das jeweilige Bundesland verzeichnen. Seit Mitte der 1980er Jahre hat somit auch Deutschland mit der Auseinandersetzung mit den Gesundheitszielen begonnen. Seit den 1990er Jahren haben einzelne Bundesländer aufgrund der von der WHO formulierten Gesundheitsziele eigene Gesundheitsziele entwickelt und verabschiedet (vgl. Wisma, 2002).Insbesondere werden hier Nordrhein-Westfalen, Hamburg, Sachsen-Anhalt und Berlin aufgezählt (vgl. Rosenbrock, 2014).

Dabei haben die Bundesländer unterschiedliche Entwicklungen und Umsetzungen für die Gesundheitsziele gewählt. Nordrhein-Westfalen hat sich beispielsweise eng an dem WHO-Zielprogramm orientiert. Im Vordergrund stand dabei ein partizipativer Ansatz mit Gesundheitskonferenzen. Im Gegensatz dazu sind in Berlin, Hamburg oder Sachsen-Anhalt die Analyse von Gesundheitsdaten der Ausgangspunkt (vgl. Wisma, 2002). Heutzutage werden laut Wisma (2002) in Deutschland und auch international Gesundheitsziele auf verschiedenen Ebenen entwickelt und umgesetzt. In Deutschland wird dieses auf der Bundesebene durch das Projekt gesundheitsziele.de entwickelt. An diesem Projekt arbeiten alle gesundheitspolitischen Akteure zusammen. Die Umsetzung der Gesundheitsziele wird ebenfalls unterschiedlich bestritten. In Nordrhein- Westfalen und Sachsen-Anhalt wurden für einige Ziele ein konkreter Maßnahmenkatalog zur Zielerreichung vereinbart (vgl. Wisma, 2002). 2001/2002 wurde dagegen in Mecklenburg-Vorpommern und Niedersachsen lediglich ein neuer Anlauf zur Festsetzung von Gesundheitszielen übernommen. So werden beispielsweise die Themen Sucht/Drogen, Ernährung, Impfen oder betriebliche Gesundheit in den einzelnen Bundesländern unterschiedlich gehandhabt (vgl. Wisma, 2002).

1998 wurden konsentierte Grundlagen zur Entwicklung und Umsetzung von Gesundheitszielen festgehalten. Im Mai 2000 wurden erste Kriterien und Indikatoren für die Auswahl zu bearbeitender Probleme und Versorgungsziele der Öffentlichkeit vorgestellt (vgl. Wisma, 2002). Die Gesundheitsministeriumkonferenz (GMK) im Juni 1999 teilte mit, dass „Gesundheitspolitik auf allen Ebenen zukünftig zielorientierter als bisher erfolgt" […] und wendet sich damit an den Bund, die Länder und die Gemeinden, den Ausbau der Gesundheitsziele fortzuführen (vgl. Wisma, 2002). Im Jahr 2001 wurde von der Bundesregierung beschlossen, die Qualitätssteigerung in der Diabetesversorgung zu verbessern.

Seit Mitte der 1980er Jahre sind daher „[…] zahlreiche Zielinitiativen und –programme zu verzeichnen […]", sodass der Zielgedanke in allen Bereiche des Gesundheitswesen Eingang gefunden hat (Wisma, 2002, S. 110). U.a. werden hier das Aktionsprogramm *Umwelt und Gesundheit* des Bundesministeriums für Gesundheit und soziale Sicherheit, sowie das *Kompetenznetz Depression* oder *Kompetenznetz Demenz* vom Bundesministerium für Bildung und Forschung genannt. Im Jahr 2000 hat das Bundesministerium für Gesundheit beschlossen, „[…] die Erarbeitung von Gesundheitszielen auf nationaler Ebene voranzubringen und aus seinem Forschungstitel finanziell zu fördern" (Wisma, 2002, S. 110). Daher wurde das Projekt gesundheitsziele.de von der Gesellschaft für Versicherungswissenschaft (GVG) im Dezember 2000 bis Ende 2002 ins Leben gerufen. Ziel dieses Projektes war es, einige konkrete Gesundheitsziele inklusiv Umsetzungsplan- und Evaluation zu formulieren und der Politik vorzuschlagen (vgl. Wisma, 2002). Im Zeitraum von 2000-2006 wurden aufgrund der guten Ergebnisse des Projektes sechs nationale Gesundheitsziele entwickelt und mit deren Umsetzung begonnen (vgl. GVG, 2014). „Seit 2007 ist gesundheitsziele.de ein aus eigenen Mitteln der Beteiligten finanzierter und auf Dauer angelegter Kooperationsverbund" (GVG, 2014) und es engagieren sich mittlerweile mehr als 120 Organisationen für die Weiterentwicklung und Umsetzung von Gesundheitszielen (vgl. GVG, 2014). In den nächsten Jahren 2013-2015 geht es um die Umsetzung und Evaluation der bereits bestehenden Ziele und darum dementsprechend weitere Ziele festzuhalten.

4. Schwerpunkte der Gesundheitsziele in Deutschland

Durch die gemeinsame Zusammenarbeit von Bund, Ländern, gesetzlicher Kranken- und Rentenversicherung, privater Krankenversicherung, Ärzten und weiteren Leistungserbringern im Gesundheitswesen sowie Patientenvertretern und Selbsthilfegruppen sind insgesamt sechs nationale Gesundheitsziele mit Unterzielen entstanden (Bundesministerium, 2014). Dabei legt das Bundesministerium für Gesundheit auf die Erreichbarkeit aller Bevölkerungsschichten und -gruppen (Stichwort Chancengleichheit) großen Wert (vgl. hier und im Folgenden Bundesministerium, 2014). Vor diesem Hintergrund wurde im Jahr 2003 als erster Projektschwerpunktdas Gesundheitsziel Diabetes mellitus Typ 2 entwickelt. Dabei geht es um die Senkung des Erkrankungsrisikos, um die Früherkennung der erkrankten Menschen und um eine gute Behandlung. Ebenfalls im Jahr 2003 wurden die Ziele bzw. die Schwerpunkte im Bereich der Brustkrebsbehandlung, Reduzierung des Tabakkonsums, ein gesundes Aufwachsen und die Erhöhung der gesundheitlichen Kompetenz verabschiedet. Bei der Brustkrebsbehandlung geht es um die Erhöhung der Lebensqualität und bei dem gesunden Aufwachsen um eine gesunde Bewegung und Ernährung schon ab dem frühen Alter. Ein weiterer Schwerpunkt, welcher 2006 beschlossen wurde, liegt im Bereich der depressiven Erkrankungen. Diese sollen in Zukunft schneller erkannt, verhindert und nachhaltig behandelt werden. Das letzte Ziel fokussiert die Gesundheit im Alter und wurde 2012 ins Leben gerufen. Dabei geht es u.a. darum, dass ältere Menschen integriert werden sollen, ihre Ressourcen gestärkt werden sollen und sich ausgewogener ernähren sollen (vgl. GVG, 2014). Die einzelnen Bundesländer legen ihre Schwerpunkte innerhalb dieser allgemeinen Zielformulierung unterschiedlich fest. Dementsprechend unterschiedlich sind die Vorgehensweisen bei der Auswahl, Entwicklung, Umsetzung und Evaluation. Jedoch lassen sich, obwohl es unterschiedliche Ausgangslagen gibt, Parallelen und Anknüpfungspunkte erkennen (vgl. GVG, 2014).

„Bund und Länder sind sich einig: Es gilt, ‚voneinander zu lernen' - dabei sollen die zum Teil unterschiedlichen Ansätze, Techniken und Werkzeuge ab sofort auf www.gesundheitsziele.de ausgetauscht und genutzt werden, um nachhaltig die Entwicklung und Umsetzung von Gesundheitszielprozessen / prioritären Handlungsfeldern auf Ebene der Länder und des Bundes zu unterstützen" (GVG, 2014). Durch gesundheitsziele.de wird daher einen Erfahrungsaustausch gewährleistet. Dieser wird im Folgenden am Beispiel Nordrhein-Westfalens kurz dargestellt. Seit 1995 hat die Landesgesundheitskonferenz Gesundheitsziele festgelegt und umgesetzt. Die Landesgesundheitskonferenz hat sich bei der Zielentwicklung eng an den nationalen Gesundheitszielen von gesundheitsziele.de orientiert (vgl. GVG, 2014). Die Gesundheitsziele bzw. die Schwerpunkte von Nordrhein-Westfalen liegen in einer besseren Bürger- und Patientenorientierung, höherer Chancengleichheit einschließlich der Situation von Migrantinnen und Migranten, Evidenzbasierung, Gender Mainstreaming, Gesundheit alter Menschen, Kinder- und Jugendgesundheit, Menschen mit Behinderungen, Prävention, Qualitätssicherung / Qualitätsmanagement, sektorale Verzahnung und Integration und Stärkung der Selbsthilfe(vgl. GVG, 2014). Im Vergleich dazu legt das Bundesland Berlin den höchsten Wert auf die Kindergesundheit mit dem Oberziel: „Gesundheitschancen für Kinder und Jugendliche erhöhen" (GVG, 2014). Dieses Ziel soll durch die Unterziele Bewegung, Ernährung und Sprachentwicklung umgesetzt werden. Das andere Gesundheitsziel beinhaltet die Gesundheit im Alter. Dabei soll u.a. die Selbständigkeit im Alter gewährleistet werden. Weitere Ziele sollen bis 2016 weiter entwickelt werden.

5. Historische Entwicklung von Gesundheitszielen in Österreich

2011 haben sich die Bundesgesundheitskommission und der Ministerrat für die Erarbeitung von Gesundheitszielen entschieden. Durch diese Ziele soll in Österreich die Zukunft für ein gesünderes Land gesichert werden. Laut dem Bundesministerium in Österreich sollen die zehn Rahmen-Gesundheitsziele für die nächsten zwanzig Jahre gültig sein (vgl. Bundesministerium, 2012). Die Absicht der Gesundheitsziele in Österreich besteht darin, die Lebenserwartung um zwei Jahre zu steigern. „Österreich hat ein sehr leistungsfähiges Gesundheitssystem, die Lebenserwartung liegt über dem Durchschnitt der OECD-Staaten, jedoch liegt die Zahl der bei guter Gesundheit erlebten Jahre darunter" (Bundesministerium, 2012). Die Gesundheitsziele nehmen daher Faktoren in den Vordergrund, die die Gesundheit stark beeinflussen, wie beispielsweise die Bildung, die Arbeitssituation, die soziale Sicherheit oder die Umwelteinflüsse (vgl. Bundesministerium, 2012). Die Zielfindung in Österreich ist auf weiter Basis erfolgt. Das heißt, dass relevante politische und gesellschaftliche Bereiche eingebunden wurden, u.a. der Bund, die Länder, die Sozialversicherungen, die Sozialpartner und die Patientenvertreter/innen (vgl. Bundesministerium, 2012).

Den „Auftakt des Entwicklungsprozesses bildete eine Bundesgesundheitskonferenz: die Erarbeitung der Rahmen-Gesundheitsziele erfolgte im Kern in einer institutionell breit aufgestellten Arbeitsgruppe" (Bundesministerium, 2012, S.22). Darüberhinaus hatte die Bevölkerung Österreichs Mitsprache und ein Beteiligungsrecht an der Zielentwicklung. Im April 2011 wurde im Rahmen der Bundesgesundheitskommission die Entwicklung von Gesundheitszielen beschlossen. Im Mai 2011 wurde anschließend die Bundesgesundheitskonferenz einberufen, in der rund 300 Vertreter/innen aus gesundheitsrelevanten Politik- und Gesellschaftsbereichen teilnahmen (vgl. Bundesministerium, 2012). Anfang Juli 2011 fand ein Politikdialog statt, um die Basis für eine politische Zusammenarbeit zu legen. Insgesamt haben fast 4.500 Bürgerinnen und Bürger von Mitte Mai bis Ende August 2011 die Möglichkeit genutzt, an der Ideensuche mitzuwirken und ihre Meinungen zu äußern (vgl. Bundesministerium, 2012). Die gesammelten Ideen wurden im Rahmen eines Plenumsworkshops diskutiert und ausgewertet. Im Herbst 2011 wurden in einem sektorenübergreifenden und interdisziplinären Plenum konkrete Gesundheitsziele erarbeitet. Im Rahmen der fünf Workshops von Oktober 2011 bis März 2012 wurde ein Vorschlag zu Gesundheitszielen der Bundesgesundheitskommission vorgestellt (vgl. Bundesministerium, 2012).

Für das Plenum wurden sechs Themenfelder formuliert: gesunde Lebensbedingungen, gesundes Verhalten, gesundheitliche Chancengleichheit, Gestaltung des Versorgungssystems, spezielle Zielgruppen und Volkskrankheiten. Erste Entwürfe wurden im April 2012 auf der Online-Plattform vorgestellt, bevor sie im Mai auf der Bundesgesundheitskonferenz abermals diskutiert und im Juni final beschlossen wurden.

6. Schwerpunkte der Gesundheitsziele in Österreich

Die zehn Rahmen-Gesundheitsziele wurden vom Ministerrat und von der Bundesgesundheitskommission im Plenum, welches u. a. aus Vertreter/innen des Bundes, der Sozialversicherung, allen Ländern, der Interessenvertretung der Städte und Gemeinden, der konfessionellen Krankenanstalten, der Patient/innen Vertretung und der

Österreichischen Ärztekammer besteht, beschlossen und eng an die Gesundheitsziele der WHO angelegt. Die einzelnen österreichischen Bundesländer arbeiten an ihren eigenen individuellen Gesundheitszielen. Die Grundprinzipien der Rahmen- Gesundheitsziele wurden auf der Basis einer Online-Befragung und des Inputs von der Ideenkonferenz aufgestellt. „Die erarbeiteten Ziele berücksichtigen daher jeweils die relevanten Einflussfaktoren und Politikfelder" […] (Bundesministerium Langfassung, 2012). Insbesondere wird ein Augenmerk auf die Determinatenorientierung, sprich die „Ausrichtung an den Einflussfaktoren auf die Gesundheit der Bevölkerung" (Bundesministerium, 2012), die Health in all Policies und die Förderung von Chancengleichheit gelegt. Health in all Policies ist für Österreich sehr relevant, weil sie „[…] auf eine gesundheitsfördernde Gesamtpolitik durch die verstärkte Berücksichtigung des Themas Gesundheit in allen politischen Sektoren mit ihren jeweils spezifischen Zielen und Prioritäten abzielt" (Bundesministerium, 2012). Dieses trägt zu einer nachhaltigen Förderung von Gesundheit und Lebensqualität bei und kann den steigenden Kosten im Krankenversorgungsbereich entgegensteuern (Bundesministerium, 2012). Außerdem gehören die Verständlichkeit der formulierten Gesundheitsziele, die Zukunftsorientierung, die Nachhaltigkeit, die Ressourcenorientierung dazu. Unter dem letzten genannten Aspekt, wird die Einbeziehung verschiedener Beiträge von Politikfeldern verstanden. Österreich legt also genauso wie die WHO großen Wert auf die Gleichheit in der Gesundheitspolitik.

Die Gesundheitsziele beinhalten einen gemeinsamen Handlungsrahmen, der von allen Akteuren befolgt werden soll (vgl. Bundesministerium, 2012). „Gesundheitsförderliche Lebens- und Arbeitsbedingungen für alle Bevölkerungsgruppen durch Kooperation aller Politik- und Gesellschaftsbereiche schaffen" (Bundesministerium, 2012), umfasst das erste Ziel. Damit möchte erreicht werden, dass besonders im Alltag im Bereich der Freizeit, beim Spielen, Lernen und Arbeiten etc. auf eine gute Lebensqualität und die Gesundheit der Menschen geachtet werden soll. Ein weiteres Ziel bezieht sich auf die „[…] gesundheitliche Chancengerechtigkeit zwischen den Geschlechtern und sozioökonomischen Gruppen, unabhängig von der Herkunft, für alle Altersgruppen" (Bundesministerium, 2012). Darunter wird verstanden, dass alle Bürger die gleiche Chance eingeräumt bekommen, ihre Gesundheit zu fördern oder wiederherzustellen. Wichtige Einflussfaktoren, die die Chancengleichheit mindern können, sind die Bildung, der

Sozialstatus und das Einkommen. Besonderes Augenmerk wird daher auf benachteiligte Bevölkerungsgruppen gelegt. Die Chancengleichheit soll u.a. durch eine faire Ausgangsbedingung im Bildungssystem gewährleistet werden (vgl. Bundesministerium, 2012). Ein weiteres erwähnenswertes Gesundheitsziel umfasst ein gesundes Aufwachsen für Kinder und Jugendliche. „Ungleichheiten in den Gesundheitschancen in der frühen Kindheit können sich in Ungleichheiten im Erwachsenenalter fortsetzen, auch den Gesundheitszustand betreffend" (vgl. Bundesministerium, 2012). Des Weiteren soll mit diesem Ziel die Beziehungs- und Erziehungskompetenz der Eltern gefördert werden, um somit den Kindern und Jugendlichen eine gesunde Lebensgestaltung und Entwicklung zu ermöglichen.

7.   Gründe für eine verspätete Gesundheitszielentwicklung

Obwohl sich in Österreich und in Deutschland in letzter Zeit viel getan hat, hinken diese im internationalen Vergleich hinterher. „Als ein großes Problem bei der Verfolgung von Gesundheitszielen erweist sich die Fragmentierung der Akteure" (vgl. Rosenbrock, 2014). Darunter wird die unterschiedliche Verteilung der politischen Zuständigkeit verstanden. Auf der einen Seite stehen die Zuständigkeiten des Bundes, der Länder und Kommunen, die auf die Zuständigkeiten der Leistungserbringer und Sozialversicherungsträger (Ärzte, Kassenärztliche Vereinigungen, Krankenhäuser, Pflegeeinrichtungen) treffen (vgl. Rosenbrock, 2014). Letzter genannter Bereich verteilt sich weiterhin auf Institutionen, wie zum Beispiel Krankenversicherungen, Pflegeversicherungen oder Rentenversicherungen. Durch die verschiedenen Ebenen der Zuständigkeit kommt es zu Schwierigkeiten bei der Entwicklung einer gemeinsamen Handlungsstrategie. Laut Geene (2000) hat die Bundesregierung daher auf eine frühe Ausarbeitung der Gesundheitsziele verzichtet. Darüber hinaus bereitet auch der Aufbau einer Gesundheitsberichterstattung auf Bundesebene erhebliche Probleme. Dadurch, dass Deutschland ein Sozialversicherungssystem hat, erscheint ein schneller Zielaufbau und- entwicklung problematisch.

„Im Hinblick auf die Orientierung von Gesundheitszielen am Versorgungs- bzw. Präventionsbedarf erweist es sich insbesondere als Problem, dass die verschiedenen Akteure über unterschiedliche ausgeprägte Interventionschancen verfügen" (vgl.

Rosenbrock, 2014). Darunter wird verstanden, dass die diejenige Bevölkerungsgruppe, die eine große Unterstützung benötigt, in dieser Hinsicht sehr unterprivilegiert ist. Jedoch zeigt sich am Beispiel Nordrhein-Westfalens, dass dieses Problem erkannt und im Lauf der Zeit erfolgreich überwunden werden kann (vgl. Rosenbrock, 2014).

Ein Grund für eine späte Entwicklung der Gesundheitsziele zeigt sich auch darin, dass es sich in Deutschland um eine konkurrierende Gesetzgebung gemäß dem Grundgesetz handelt, wonach die Gesundheitspolitik vorrangig Aufgabe der Länder sei (vgl. Geene, 2000). Die Bundesländer fühlen sich daher durch die Gesetzgebung des Bundes in ihren Handlungsweisen gehindert. Jedoch stellte 1992 Hamburg als erste, 14 Ziele zur Verbesserung der Kindergesundheit auf. Danach folgte Nordrhein-Westfalen, die ein Zehn-PunkteProgramm mit expliziten Gesundheitszielen, an der WHO orientiert, aufstellten. Laut Luber stehen die Besonderheiten des deutschen Systems einer Zielentwicklung im Wege (vgl. Luber, 2000). „[…] die starke Sektoralisierung der Gesellschaft, die vor dem Gesundheitswesen nicht halt macht, die besondere Zuständigkeit der Länder für den öffentlichen Gesundheitsdienst, die es politischen Entscheidungsträgern ermöglicht, die Verantwortung nach Oben (Bundesregierung […]), aber auch nach unten (die Kommunen […]), abzugeben. Ein weiterer Grund für eine späte Entwicklung spiegelt sich in einem methodischen Problem wider. „[…] Erst durch Bürgerbeteiligung und breite Diskussion in der Öffentlichkeit können Gesundheitsprobleme erkannt werden. Und erst auf dieser Grundlage ist auch die Mobilisierung weiterer Akteure im Gesundheitswesen, von Selbsthilfezusammenschlüssen und Patientenorganisationen über Gewerkschaften, Arbeitgebern und Politikern denkbar, die gemeinsam stark genug sind, Neuorientierungen durchzusetzen, wie dies ansatzweise der Gesundheitsbewegung Anfang der 80er Jahre gelang" (Geene, 2000, S. 54). Dementsprechend muss erst die Bevölkerung mobilisiert werden, um gemeinsam mit ihnen und den Politikebenen Gesundheitsziele zu formulieren. Solange die Politik aber von der hohen Zufriedenheit der Bevölkerung mit dem Versorgungssystem in ihrem Vorgehen bestärkt wird, sieht sie keine Notwendigkeit für Veränderungen (vgl. Luber, 2000). Ein weiterer Grund dafür, dass sich die Gesundheitsziele spät entwickelt haben, liegt in den Unterschieden der Gesundheitssysteme und der Gesundheitspolitik. Dieser Unterschied ergibt sich aus zwei politischen Einstellungsdimensionen, einmal die der sozioökonomischen Sicherheit und die der sozioökonomischen Gleichheit (vgl. Wendt, 2013). Unter dem ersten Prinzip wird das System der Sozialversicherungen verstanden, wodurch die Bürger im Falle eines Unfalls, Krankheit, Arbeitslosigkeit usw. abgesichert sind. Deutschland sowie Österreich haben ein Sozialversicherungssystem und arbeiten schließlich nach dem Prinzip der sozioökonomischen Sicherheit. Die nationalen Gesundheitssysteme vertreten das Prinzip der Gleichheit (vgl. Wendt, 2013). Hierzu zählen die Länder Schweden, Norwegen, Finnland, Dänemark, Griechenland, England etc. (vgl. Rosenbrock, 2014). Diese Länder legen den Fokus auf die individuellen Interessen der einzelnen Bürger (vgl. Wendt, 2013). Gesundheitssysteme mit dem Prinzip der Sicherheit verzeichnen private Selbst- und Zuzahlungen, eine Honorierung der niedergelassenen Ärzte, eine hohe Wahlfreiheit und einen hohen öffentlichen Finanzierungsanteil. Bei den Gesundheitssystemen mit dem Prinzip der Gleichheit sind die Gesundheitsausgaben niedriger. Sie fordern jedoch auch Zuzahlungen und eine hohe öffentliche Finanzierung. Jedoch wird das Einkommen der Ärzte durch die Pro-Kopf-Bezahlung kontrolliert (vgl. Wendt, 2013). Da das Prinzip der Gleichheit in Österreich und in Deutschland nicht angewendet wird, wird deshalb mehr Wert auf die Gleichheit beim Erarbeiten der Gesundheitsziele gelegt. Im Gegensatz dazu, haben sich die Ziele in England früher entwickelt und manifestiert. England dient somit als Vorbild für Deutschland und Österreich.

8. Frühere Entwicklung von Gesundheitsziele am Beispiel Englands

Im Text „Learning From the European Experience of Using Targets to Improve Population Health" (Smith, 2010) von Smith wurden die Erfahrungen in Europa mit Gesundheitszielen zur Förderung der Gesundheit der Bevölkerung formuliert. Hierbei stehen die Erfahrungen in England mit den Gesundheitszielen im Vordergrund. England hat im Vergleich zu anderen europäischen Ländern die fortschrittlichsten Erfahrungen in der Anwendung von Gesundheitszielen gemacht (vgl. Smith, 2000). 1992, also seit mehr als 20 Jahren, wurde der erste Versuch gestartet Gesundheitsziele in England einzuführen. Dabei wurde sich auf folgende Bereiche beschränkt: koronare Herzkrankheit undSchlaganfall, Krebs, psychische Erkrankungen, HIV/Aids undsexuelle Gesundheit sowie Unfälle. Die Absicht dahinter bestand darin, die Gesundheitsbehörden zu ermutigen, sich auf die Sicherung der Gesundheit in der Bevölkerung zu konzentrieren (vgl. Smith, 2010). Im Jahr 1998 hat die

Regierung Vereinbarungen über gemeinwirtschaftliche Dienste (PSA-Public Service Agreements) mit den Ministerien abgeschlossen, um Schwerpunkte der Gesundheitsziele zu vereinbaren. Dieses Verfahren ermöglicht eine transparente Arbeit der einzelnen Bereiche und deren klaren Schwerpunkte im Hinblick auf die Ziele. Daher wurden 2004 vier Bereiche der Gesundheitsziele festgelegt. Demnach sollte eine Verbesserung der Lebenserwartung bei Männern (78,6 Jahre) und bei Frauen (82,5 Jahre) bis 2010 statt finden, Verbesserung des Zugangs zu Dienstleistungen (Wartezeiten), Verbesserung der Patientenerfahrungen und eine Verbesserung der gesundheitlichen Folgen bei Patienten (vgl. Smith, 2010). Es gibt verschiedene Gründe, wieso die Gesundheitsziele in England erfolgreich sind.

Zum einen hat ihre Intensität zugenommen, indem England sich von den langfristigen Zielen getrennt hat, um mit präzisen und kurzfristigen Ziele schnelle Erfolge zu erhalten (vgl. Smith, 2008). Des Weiteren stellen sich die konsequente Interpretation nationaler Ziele auf lokaler Ebene und die Ableitung von Handlungsempfehlungen, die den lokalen Gegebenheiten entsprechen, als weitere Erfolgsfaktoren dar. England bemüht sich zudem, Praktizierende in die Entwicklung von Zielen und Maßnahmen zu integrieren, um deren Umsetzbarkeit sicherzustellen. Zuletzt tragen auch eine Erhöhung der Kapazitäten bei der Implementierung herausfordernder Ziele und die großzügige Bereitstellung finanzieller Mittel in hohem Maße zum Erfolg bei.

9.   Fazit

Zu Beginn der Hausarbeit hat sich die Frage gestellt, wieso sich die Gesundheitsziele in Österreich und Deutschland spät entwickelt haben und wo ihre Schwerpunkte liegen. 2003 wurde u.a. der Schwerpunkt in Deutschland im Bereich der Brustkrebsbehandlung, Reduzierung des Tabakkonsums, ein gesundes Aufwachsen und die Erhöhung der gesundheitlichen Kompetenz festgelegt. 2006 wurde ein weiterer Schwerpunkt im Bereich der depressiven Erkrankungen gelegt. Bei der Festlegung der Schwerpunkte ist noch zu sagen, dass die einzelnen Bundesländer diese innerhalb der eigenen Zielformulierung unterschiedlich festlegen. Dementsprechend unterschiedlich sind die Vorgehensweisen bei der Auswahl, Entwicklung, Umsetzung und Evaluation.

Die Schwerpunkte in Österreich liegen insbesondere auf der Determinatenorientierung, der Health in all Policies und der Förderung von Chancengleichheit. Die beiden Aspekte tragen zu einer nachhaltigen Förderung von Gesundheit und Lebensqualität bei und könnenden steigenden Kosten im Krankenversorgungsbereich entgegensteuern. Österreich legt großen Wert auf eine verständliche Formulierung der Gesundheitsziele. Die Zukunftsorientierung, die Nachhaltigkeit und die Ressourcenorientierung gehören ebenfalls dazu. Das Hauptaugenmerk wird auf benachteiligte Bevölkerungsgruppen gelegt. Die Chancengleichheit soll u.a. durch eine faire Ausgangsbedingung im Bildungssystem gewährleistet werden. Im Großen und Ganzen liegt in Deutschland sowie auch in Österreich der Schwerpunktbei der Chancengleichheit einschließlich der Situation von Migrantinnen und Migranten. Somit soll in diesen Ländern die Unterschiede bei den einzelnen Bevölkerungsschichten reduziert werden.

Im Bezug auf die späte Entwicklung der Gesundheitsziele kann festgehalten werden, dass sich unter anderem durch die Fragmentierung der Akteure die Gesundheitsziele in den beiden Ländern spät entwickelt haben. Daher haben sich die Gesundheitsziele in den einzelnen Ländern unterschiedlich schnell und in unterschiedlichen Richtungen bewegt. Laut Geene hat die Bundesregierung auf eine späte Ausarbeitung der Ziele verzichtet. Verstärkt wird diese späte Entwicklung aufgrund der hohen Fragmentierung noch dadurch, dass es in Deutschland eine konkurrierende Gesetzgebung gibt, wonach die Gesundheitspolitik vorrangig Aufgabe der Länder sei. Daher fühlen sich die Bundesländer durch die Gesetzgebung des Bundes in ihren Handlungsweisen gehindert.

Ein weiterer Grund für die späte Entwicklung ist, dass die anderen europäischen Gesundheitssysteme den Fokus nicht auf die Wahrung der sozioökonomischen Sicherheit wie Österreich und Deutschland, sondern auf sozioökonomische Gleichheit legen. Daher legen Deutschland und Österreich mehr Wert auf Chancengleichheit bei der Erarbeitung der Gesundheitsziele, welches sich als zeitintensiver darstellt. Im Gegensatz dazu, haben sich die Gesundheitsziele in England durch eine präzisere Formulierung der Ziele früher entwickelt.

Literaturverzeichnis

Geene, R./ Luber, E. (2000): Gesundheitsziele. Planung in der Gesundheitspolitik. Frankfurt a. M.: Mabuse-Verlag GmbH

Rosenbrock, R./ Gerlinger, T. (2014): Gesundheitsziele. In: Rosenbrock/Gerlinger: Gesundheitspolitik. 3. Auflg. Bern: Verlag Hans Huber, S. 62-65.

Smith, P.C. (2008): England: Intended and Unintendet effects. In: Busse, R./ Wismar, M. (Hrsg.): Health Targets in Europe. Learning von Experience. Observatory Studies Series No 13.

Smith, P.C./ Busse, R. (2010): Learning from the European Experience of using targets to improve population health. Prev Chronic Dis, 7 (5): A102.

Spatz, J. (2000): Gesundheitsziele: Bürokratisierung der Gesundheitspolitik? In: Geene, R./ Luber, E. (Hrsg.): Gesundheitsziele. Planung in der Gesundheitspolitik. Frankfurt a. M.: Mabuse-Verlag GmbH. S. 39-48.

Weltgesundheitsorganisation, Regionalbüro für Europa, Einzelziele für Gesundheit 2000, Kopenhagen 1985.

Wendt, C. (2012): Gesundheit und Gesundheitssystem. In: Mau/ Schöneck (Hrsg.): Handwörterbuch zur Gesellschaft Deutschlands, Frankfurter a. M., VS-Verlag: 344-361.

Wendt, C. (2013): Krankenversicherung oder Gesundheitsversorgung? Gesundheitssysteme im Vergleich. VS-Verlag, 3. Auflage.

Wendt, C. (2013): Vergleichende Analysen von Gesundheitssystemen. In: Studienbrief Gesundheitssystem. S. 48-65.

Wismar, M. (2003): Gesundheitsziele in internationaler Perspektive. Bundesgesundheitsblatt, 46 (2): S. 105-108.

WHO (1985): Targets für Health for All. Targets in support of the European regional strategy for health for all. Copenhagen, WHO Regional Office for Europe.

Internetverzeichnis

Bundesministerium für Gesundheit (2012): Rahmengesundheitsziele. Kurzfassung Wien. In: http:// www.gesundheitsziele-oesterreich.at/die-10-ziele/ (25.05.2014)

Bundesministerium für Gesundheit (2012): Rahmen-Gesundheitsziele Richtungsweisende Vorschläge für ein gesünderes Österreich. Langfassung. Wien. In: http://www.gesundheitsziele-oesterreich.at/wpcontent/uploads/2013/06/Rahmengesundheitsziele_langfassung_gesamt1.pdf (23.06.14)

Bundesministerium für Gesundheit (2013): Fragen und Antworten. In: http://www.gesundheitsziele-oesterreich.at/fragen-und-antworten/ (25.06.2014)

Bundesministerium für Gesundheit (2014): Entwicklung nationaler Gesundheitsziele. In: http://www.bmg.bund.de/gesundheitssystem/gesundheitsziele.html (25.06.2014)

Bundesministerium für Gesundheit (2012/2013): Endbericht Befragung zur Evaluation des Gesamtprozesses von gesundheitsziele.de. In: http://www.bmg.bund.de/gesundheitssystem/gesundheitsziele.html (25.05.2014)

Gesellschaft für Versicherungswissenschaft und –gestaltung e. V. (GVG) (2014): Gesundheitsziele.de, Forum Gesundheitsziele Deutschland. In: http://gesundheitsziele.de/ (25.06.2014)

WHO (1986): Ottawa-Charta zur Gesundheitsförderung:

http://www.euro.who.int/__data/assets/pdf_file/0006/129534/Ottawa_Charter_G.pdf

(23.06.14)